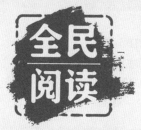

总主编
何清湖

常见病防治进家庭口袋本丛书

颈椎病

主编 / 刘密　彭亮

U0324986

全国百佳图书出版单位
中国中医药出版社
·北京·

图书在版编目（CIP）数据

颈椎病 / 何清湖总主编；刘密，彭亮主编 . —— 北京：
中国中医药出版社，2024.7. —（全民阅读）. ——
ISBN 978 - 7 - 5132 - 8835 - 4

Ⅰ . R681.5-49

中国国家版本馆 CIP 数据核字第 20241AU865 号

中国中医药出版社出版

北京经济技术开发区科创十三街 31 号院二区 8 号楼
邮政编码　100176
传真　010-64405721
北京盛通印刷股份有限公司印刷
各地新华书店经销

开本 787×1092　1/32　印张 3.25　字数 65 千字
2024 年 7 月第 1 版　2024 年 7 月第 1 次印刷
书号　ISBN 978 - 7 - 5132 - 8835 - 4

定价　29.80 元
网址　www.cptcm.com

服 务 热 线　010-64405510
购 书 热 线　010-89535836
维 权 打 假　010-64405753

微信服务号　zgzyycbs
微商城网址　https://kdt.im/LIdUGr
官 方 微 博　http://e.weibo.com/cptcm
天猫旗舰店网址　https://zgzyycbs.tmall.com

《全民阅读·常见病防治进家庭口袋本丛书》

编委会

总 主 编 何清湖

副总主编 邓奕辉 郭志华 张 涤

编 委 （以姓氏笔画为序）

王丽萍 龙一梅 白宇宁 朱沁泉 刘 密 刘子毓

刘建和 刘瑢臻 刘露梅 孙 涛 孙贵香 孙梦龙

李 点 李 雅 李钰佳 吴泳蓉 何 涛 张 南

张杼惠 张思齐 张冀东 陆文洪 陈继松 林仁敬

易亚乔 郑保平 胡宗仁 骆 敏 袁 泉 莫 黎

唐 云 唐燕萍 曹 淼 彭 亮 韩 凤 曾娟妮

熊暑霖 潘思安

学术秘书 胡宗仁 张冀东

"全民阅读"是国家重要的文化工程，是建设学习型社会的一项重要举措，有助于在全社会形成"多读书、读好书"的良好氛围和文明风尚。健康是老百姓最核心的追求之一，不仅与每个人、每个家庭息息相关，更关乎国家的繁荣与发展。人民健康是民族昌盛和国家富强的重要标志。建设"健康中国"战略有重要的意义，是实现"中国式现代化"的必然要求。

"中医药学包含着中华民族几千年的健康养生理念及其实践经验"，"是中华民族的伟大创造，是中国古代科学的瑰宝"。中医药学是我国珍贵的文化遗产，是打开中华文明宝库的钥匙，是中华文明得以延续和发展的重要保障，经历了数千年的沉淀与发展，直至今日依然熠熠生辉。中医药学积累了大量宝贵的健康养生理论及技术，如食疗、药疗、传统功法、情志疗法及外治法等，这些在我们的日常生活中处处可见，有着广泛的群众基础，为维护人民健康提供了重要保障。

2016年2月26日，国务院印发《中医药发展战略规划纲要（2016—2030年）》，其中明确指出，推动中医药进校园、进社区、进乡村、进家庭，将中医药基础知识纳入中小学传统文化、生理卫生课程，同时充分发挥社会组织作用，形成全社会"信中医、爱中医、用中医"的浓厚氛围和共同发展中医药的良好格局。为了科普中医药知识，促进全民健康，助力"健康中国"建设，世界中医药学会联合会慢病管理专业委员会组织全国专家学者编撰了《全民阅读·常见病防治进家庭口袋本丛书》。整套丛书包括10册，即《便秘》《感冒》《高血压》《冠心病》《颈椎病》《咳嗽》《失眠》《糖尿病》《痛风》《血脂异常》。我们希望通过《全民阅读·常见病防治进家庭口袋本丛书》向广大群众科普常见病的中医药防治知识，帮助老百姓更好地培养健康生活习惯，提高防病治病的能力。本套丛书在保证科学性与专业性的前提下，将介绍的内容趣味化（通俗易懂）、生活化（贴近实际）、方法化（实用性强）。

1. 科学性

作为科普丛书，科学性是第一要素。世界中医药学会联合会慢病管理专业委员会组织行业内的知名专家学者编撰本套丛书，并进行反复推敲与审校，确保科普知识的科学性、专业性与权威性。

2. 通俗性

本套丛书在编写过程中肩负着重要的使命，就是让深奥的中医药知识科普化，使博大精深的中医药理论妙趣横生，从而吸引读者。因此，我们对中医药理论进行反复"咀嚼"与加工，使文字简约凝练、通俗易懂，使内容图文并茂、形象生动。

3. 实用性

本套丛书内容贴近实际，凝集了老百姓日常生活中常遇到的健康问题，如糖尿病、高血压、痛风等，重视以具体问题为导向，不仅使读者产生共鸣，发现和了解生活中的常见健康问题，而且授之以渔，提供中医药干预思路，做到有方法、实用性强。

《全民阅读·常见病防治进家庭口袋本丛书》将"全民阅读"与"健康中国"两大战略工程相结合，由众多中医权威专家共同撰写，是适合全民阅读的大众科普读物的一次结集出版，对传播中医药文化、指导老百姓养生保健有很好的作用。在此特别感谢世界中医药学会联合会慢病管理专业委员会、湖南中医药大学、湖南医药学院等单位对本套丛书编撰工作的大力支持，对一直关心、关注、支持本套丛书的专家学者表示诚挚的感谢。

由于时间比较仓促，加之编者水平有限，本套丛书可能还存在一些不足之处，恳请广大读者提出宝贵的意见和建议，以便再版时修正。

世界中医药学会联合会慢病管理专业委员会会长
湖南中医药大学教授、博士生导师
湖南医药学院院长

何清湖

2024年4月

由于现代生活方式的改变，体力劳动减少，姿势性劳损增多，再加上手机、电脑等广泛应用于生活各方面，以及体育锻炼不足等因素，颈椎病越来越多发，且有明显的年轻化、复杂化趋势。有些症状较重、病程较长的患者，临床疗效欠佳，预后难以令人满意。因此，医学界越来越提倡颈椎病的预防，以及日常的调理和康复，强调"防重于治"，中医"治未病"理念越来越深入人心。针对颈椎病的中医防治方法繁多，包括推拿、针刺、艾灸、刮痧等外治法，中药汤剂、中成药等内治法，以及日常的食疗、传统功法练习等，防治效果得到了数千年历史的验证和不断丰富，值得向全世界推广。

本编委会将目前在颈椎病防治方面临床应用着实有效的防治方法以图文并茂的形式、通俗易懂的语言整理成了方便实用的口袋书。本书介绍了防治颈椎病的实用妙招，以及各证型颈椎病的常见表现、常用穴位、家常食物、常用中药、精选食疗方、家用中成药等，以期使读者了解在生活中如何做能够防治颈椎病，并能根据不同证型选择适当的调理方法进行自我保健和康复。

记载中医药防治颈椎病方法的文献浩如烟海，本书于沧海中取一壶耳。如有不当或疏漏之处，敬请广大读者朋友批评指正。

《颈椎病》编委会

2024 年 4 月

目　录

防治颈椎病 26 招
通经络，疏筋骨

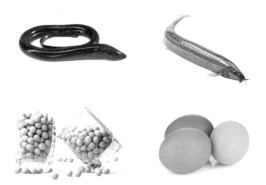

二 风寒湿痹型颈椎病调理 25 招
祛风通络，散寒除湿

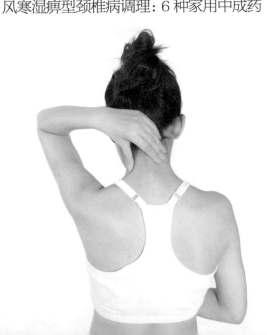

三 劳伤血瘀型颈椎病调理 24 招
益气活血，化瘀通络

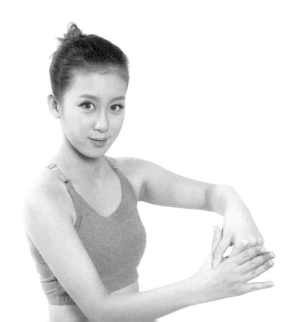

四 肝肾亏虚型颈椎病调理 23 招
培补肝肾，通络止痛

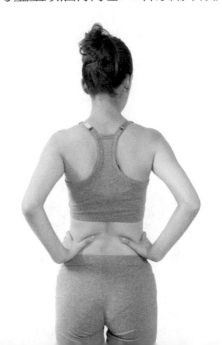

五 痰湿痹阻型颈椎病调理22招
化痰软坚，利水除湿

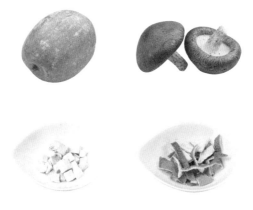

六 气血亏虚型颈椎病调理 20 招
益气补血，养护颈椎

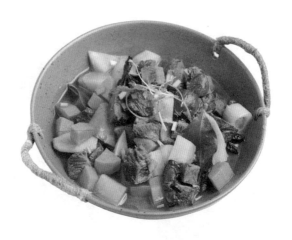

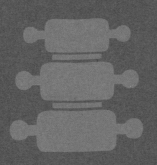

防治颈椎病
26 招
通经络，疏筋骨

颈椎病
有哪些表现

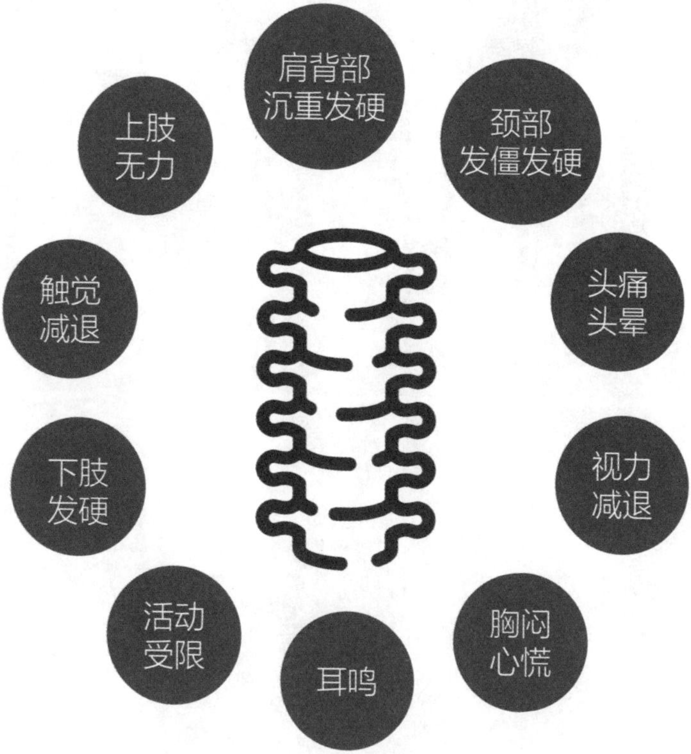

肩背部
沉重发硬

上肢
无力

颈部
发僵发硬

触觉
减退

头痛
头晕

下肢
发硬

视力
减退

活动
受限

耳鸣

胸闷
心慌

颈椎病防治：
5 大常用穴位

对症按摩调理方

按揉颈夹脊穴

取穴原理	颈夹脊穴是督脉和足太阳膀胱经经气重叠覆盖之处，能调节阴阳。按揉颈夹脊穴有助于改善局部微循环，纠正缺血缺氧，缓解肌肉痉挛，有活血通络、祛风化湿之功。
功效主治	舒筋健骨，通经络，疏导颈项部气血。主治手指麻木、头晕头痛、颈肩疼痛等。
穴名解读	颈夹脊穴与华佗夹脊穴相似，因位于颈部，故名"颈夹脊"。

操作方法

用食指指腹按揉颈夹脊穴 3~5 分钟。

定位

本穴位于颈部正中线两侧，第 1 ~ 7 颈椎棘突下缘旁开 0.5寸处，每侧7穴。

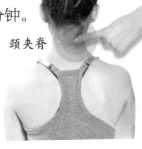

颈夹脊

3

拿按天柱穴

取穴原理	天柱穴是膀胱经经气所发之穴，有醒神疏风、通经活络之功，可舒筋骨、通经络，为醒神健脑、治颈项病之要穴。
功效主治	舒筋壮骨，通经活络。主治脑疲劳、健忘、头痛目眩、眼睛疲劳、颈部酸痛等。
穴名解读	"天"，一指穴内物质为天部阳气，二指穴内气血作用于人的头颈天部；"柱"，支柱，意指穴内气血饱满坚实。膀胱经的气血在该穴为坚实饱满之状，颈项受其气可承受头部重量，如头之支柱一般，故名"天柱"。

操作方法

用拇指及食、中、无名指拿按天柱穴3~5分钟，以有酸胀感为度。

定位

本穴在颈后区，横平第2颈椎棘突上际，斜方肌外缘凹陷中。

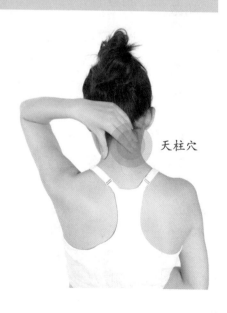

天柱穴

取穴原理	后溪穴是八脉交会穴，通督脉，督脉阳气充盛，后溪穴专门为督脉提供水源，有通督脉、泻心火、壮阳气、调颈椎、正脊柱的功效。
功效主治	益肾强骨，通络止痛。主治急性腰扭伤、落枕、颈椎病等。
穴名解读	"后"，与前相对，指穴内气血运行的部位为后背督脉之部；"溪"，穴内气血流行的道路。从前谷穴传来的物质至本穴后，外散的清阳之气上行督脉，故名"后溪"。

操作方法

用拇指指腹按揉后溪穴 3~5 分钟，以有酸胀感为度。

定位

本穴在手内侧，第 5 掌指关节尺侧近端赤白肉际凹陷中，即握拳时，小指近侧边凸起如火山口状处。

后溪穴

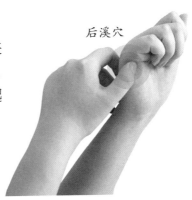

5

按揉悬钟穴

取穴原理	悬钟穴为八会穴之髓会，有滋肾壮骨的作用。
功效主治	益肾壮骨，通经活络。主治颈项强痛、胸胁胀痛、下肢痿痹等。
穴名解读	"悬"，吊挂之意，指空中；"钟"，古指编钟，是一种乐器，其声浑厚响亮。从胆经上部经脉下行的地部经水，至本穴后飞落而下，如瀑布发出巨响一般，且穴在足外踝上3寸，犹如悬挂之状，故名"悬钟"。

操作方法

用拇指指腹按揉悬钟穴
3~5分钟，以有酸胀感
为度。

定位

本穴位于小腿外侧，外
踝尖上3寸，腓骨前缘。

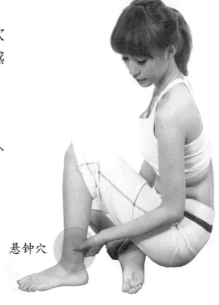

悬钟穴

取穴原理	申脉穴为八脉交会穴，通于阳跷脉，属足太阳经，与后溪穴上下相配，功在畅通颈项、肩胛部气血。
功效主治	舒筋通络。主治头痛、癫狂病、腰腿痛、梅尼埃病等。
穴名解读	"申"，五行属金，指穴内物质为有肺金特性的凉湿之气；"脉"，脉气。该穴物质为来自膀胱经金门穴以下各穴上行的天部之气，其性偏热（相对于膀胱经而言），与肺经气血同性，故名"申脉"。

操作方法

用拇指指腹按揉申脉穴 3~5
分钟，以有酸胀感为度。

定位

本穴在踝部，位于外踝下缘
与跟骨之间的凹陷中。

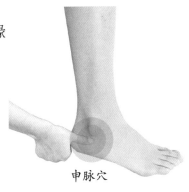

申脉穴

颈椎病防治：8种家常食物

大豆

性味归经：性平，味甘；归脾、胃经。

功能：宽中导滞，健脾利水。用于脾气虚弱、肝肾精血亏虚之颈椎病及须发早白等。

用法：炒食、卤煮。

禁忌：食积腹胀者不宜食用。

番茄

性味归经：性凉，味甘、酸；归肝、胃经。

功能：生津止渴，健脾消食，有利于人体吸收钙和蛋白质。用于脾虚便秘等。

用法：炒食、凉拌。

禁忌：脾胃虚寒者不宜多食。

鸡蛋

性味归经：性平，味甘；归脾、胃经。

功能：滋阴润燥，补益脾胃。用于气血不足、心烦不眠等。

用法：炒食、煲汤、蒸煮。

禁忌：胆囊炎患者不宜多食。

核桃仁

性味归经：性温，味甘；归肾、肺、大肠经。

功能：补肾益精，温肺定喘。用于颈腰痛、筋骨酸痛等。

用法：生食、煮食、炒食。

禁忌：痰多上火者不宜食用；高脂血症患者不宜多食。

豆腐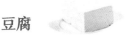

性味归经：性凉，味甘；归脾、胃、大肠经。

功能：和中益气，有利于人体补充钙。用于体虚脾弱、颈项病等。

用法：煲汤、炒食。

禁忌：消化不良者不宜多食；痛风患者及尿酸增高的患者慎食。

鳝鱼

性味归经：性温，味甘；归肝、脾、肾经。

功能：益气血，补肝肾，强筋骨，祛风湿。用于颈椎病、虚劳性腰痛等。

用法：炒食、煲汤。

禁忌：皮肤病患者不宜多食。

泥鳅

性味归经：性平，味甘；归脾经。

功能：补益肝肾。用于腰膝酸软等。

用法：蒸炒、煲汤。

禁忌：外感温病者不宜多食。

牛奶

性味归经：性微寒，味甘；归心、肺、胃经。

功能：补虚损，益肺胃，养血。用于强健骨骼和牙齿，预防骨质疏松症的发生。

用法：煮饮、烘焙。

禁忌：胃切除、胆囊炎、胰腺炎、肝硬化、尿路结石、缺铁性贫血患者不宜饮用。

其他家常食物：乌鸡等。

颈椎病防治：
4 种常用中药

独活

性味归经: 性微温，味辛、苦；归肾、膀胱经。

功效主治: 祛风除湿，通痹止痛。用于风湿寒痹、颈项不适、腰膝疼痛等。

用法: 3~10 克，煎服，或浸酒。

禁忌: 阴虚血燥者慎用。

威灵仙

性味归经: 性温，味辛、咸；归膀胱经。

功效主治: 祛风湿，通经络，止痛。用于风湿痹痛等。

用法: 6~10 克，煎服。

禁忌: 气虚血弱者慎用。

淫羊藿

性味归经: 性温，味辛、甘；归肝、肾经。

功效主治: 补肾壮阳，强筋骨，祛风湿。用于肾阳虚衰、筋骨痿软、风寒湿痹等。

用法: 6~10 克，煎服，或浸酒、熬膏。

禁忌: 阴虚火旺者不宜用。

杜仲

性味归经: 性温，味甘；归肝、肾经。

功效主治: 补肝肾，强筋骨。用于肝肾不足、颈项不适、腰膝酸痛、筋骨无力等。

用法: 6~10 克，煎服。

禁忌: 阴虚火旺者慎用。

药食同源,疏通筋骨: 3道精选食疗方

材料: 鳝鱼、豆腐各200克。

调料: 葱花、姜丝、蒜末、植物油各适量,盐2克,胡椒粉少许。

做法:

1 鳝鱼去头、尾、内脏,用盐水洗去黏液,切成3厘米长的段,焯水,捞出备用;豆腐洗净,切块,焯水沥干备用。

2 锅内倒油烧至七成热,放入鳝鱼段煎至两面略金黄时,放入姜丝、蒜末翻炒,加水没过鳝鱼,水烧开后放入豆腐块继续煮15分钟,最后加盐、胡椒粉、葱花即可。

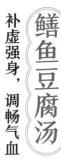

补虚强身, 调畅气血

鳝鱼豆腐汤

┤ 功效 ├

鳝鱼强身祛湿,补气益血;豆腐补中健脾。二者搭配做成汤可补虚损,调畅气血,调理颈椎病。

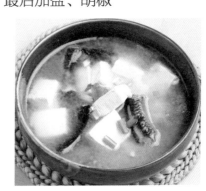

核桃仁炒韭菜

补虚养身，壮骨益肾

材料： 韭菜 200 克，核桃仁 50 克。

调料： 盐 3 克，植物油适量。

做法：

1 韭菜洗净，切段；核桃仁浸泡，沥干，炒至金黄色盛出。

2 锅内留底油烧热，下韭菜段，加盐炒匀，最后倒入核桃仁翻炒几下即可。

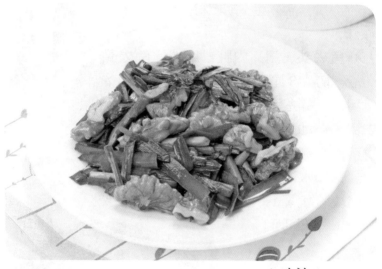

烹饪妙招

韭菜易熟，所以炒韭菜时火候很重要，大火翻炒几下即可离火。

功效

韭菜补肾温阳，行气理血；核桃仁补气血，健脑益肾。二者搭配炒食能强身健体，提高身体免疫力。

材料：威灵仙30克，鸡蛋2个，红糖5克。

做法：

1 将威灵仙放入砂锅中，加水200毫升，以小火煎半小时，去渣取汁。

2 另取锅，倒入适量清水，磕入鸡蛋，倒入药汁，加入红糖，以中火煮成蛋汤即可。

温馨提示：本方应在医生指导下使用。

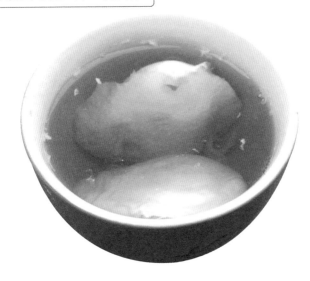

⎫ 功效 ⎩

威灵仙有祛风湿、通经络、止痹痛等功效；鸡蛋有助于人体补充蛋白质。威灵仙蛋汤可活血通络，调理颈椎病。

威灵仙蛋汤

活血通络，补肝益肾

颈椎病调理：
6种家用中成药

1 颈复康颗粒

活血通络，散风止痛。
用于风湿瘀阻之颈椎病。

4 代温灸膏（外用）

温通经脉，散寒镇痛。
用于风寒阻络之痹病。

2 麝香镇痛膏（外用）

散寒活血，镇痛。用于
寒湿瘀阻经脉之痹病。

5 关节止痛膏（外用）

活血，消炎，镇痛。用
于风湿性关节炎等。

3 抗骨增生丸

**补腰肾，强筋骨，活血
止痛。**用于关节肿胀、
疼痛、麻木等。

6 壮骨关节丸

**补益肝肾，养血活血，
舒筋活络，理气止痛。**
用于肝肾不足、气滞血
瘀、经脉痹阻证。

温馨提示：中成药应在医生指导下使用，下同。

其他家用中成药：疏风定痛丸、骨刺宁胶囊、骨疏康颗粒等。

二

风寒湿痹型颈椎病调理 25 招

祛风通络，散寒除湿

风寒湿痹型颈椎病有哪些表现

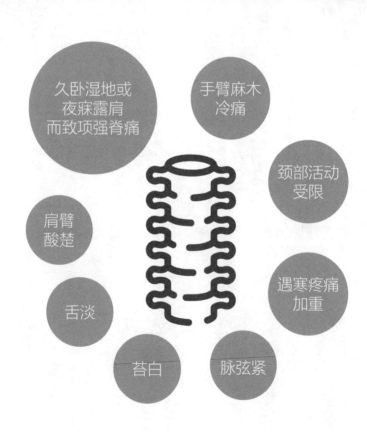

久卧湿地或夜寐露肩而致项强脊痛

手臂麻木冷痛

颈部活动受限

肩臂酸楚

舌淡

遇寒疼痛加重

苔白

脉弦紧

风寒湿痹型颈椎病调理：7大常用穴位

对症按摩调理方

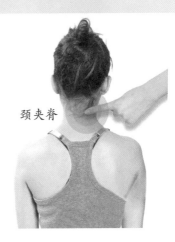

按揉颈夹脊穴

取穴原理	颈夹脊穴是督脉和足太阳膀胱经经气重叠覆盖之处，能调节阴阳。按揉颈夹脊穴有助于改善局部微循环，缓解肌肉痉挛。
功效主治	舒筋健骨，通经络，疏导颈项部气血。主治头晕头痛、项强等。
穴名解读	颈夹脊穴与华佗夹脊穴相似，因位于颈部，故名"颈夹脊"。

操作方法

用食指指腹按揉颈夹脊穴3~5分钟，以有酸胀感为度。

颈夹脊

定位

本穴位于颈部正中线两侧，第1~7颈椎棘突下缘旁开0.5寸处，每侧7穴。

17

拿按天柱穴

取穴原理
天柱穴是膀胱经气所发之穴，是治疗头部、颈部、脊柱及脊神经疾病的首选穴之一，可舒筋健骨、通经络。

功效主治
醒神疏风，通经活络。主治头痛、项强、眩晕、咽肿、肩背痛等。

穴名解读
"天"，一指穴内物质为天部阳气，二指穴内气血作用于人的头颈天部；"柱"，支柱，意指穴内气血饱满坚实。膀胱经的气血在该穴为坚实饱满之状，颈项受其气可承受头部重量，如头之支柱一般，故名"天柱"。

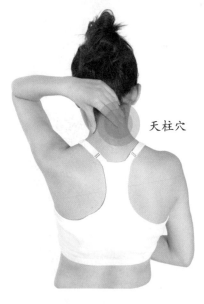

天柱穴

操作方法

用拇指及食、中、无名指拿按天柱穴3~5分钟，以有酸胀感为度。

定位

本穴在颈后区，横平第2颈椎棘突上际，斜方肌外缘凹陷中。

取穴原理	后溪穴是八脉交会穴，专门为督脉提供水源，有通督脉、泻心火、壮阳气、调颈椎、正脊柱的功效。
功效主治	壮阳泻火，通络止痛。主治颈椎病、腰椎病、肘臂痛、汗多、落枕等。
穴名解读	"后"，与前相对，指穴内气血运行的部位为后背督脉之部；"溪"，穴内气血流行的道路。从前谷穴传来的物质至本穴后，外散的清阳之气上行督脉，故名"后溪"。

操作方法

用拇指指腹按揉后溪穴3~5分钟，以有酸胀感为度。

定位

本穴在手内侧，第5掌指关节尺侧近端赤白肉际凹陷中，即握拳时，小指近侧边凸起如火山口状处。

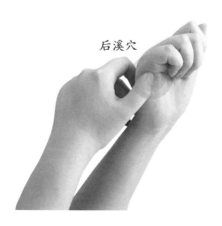

后溪穴

19

按揉悬钟穴

取穴原理	悬钟穴为八会穴之髓会，与髓有着密切关系。按揉悬钟穴有益肾壮骨、通经活络的功效。
功效主治	益肾壮骨，通经活络。主治颈项僵硬、半身不遂、头晕、耳鸣等。
穴名解读	"悬"，吊挂之意，指空中；"钟"，古指编钟，是一种乐器，其声浑厚响亮。从胆经上部经脉下行的地部经水，至本穴后飞落而下，如瀑布发出巨响一般，且穴在足外踝上3寸，犹如悬挂之状，故名"悬钟"。

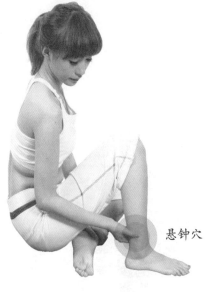

悬钟穴

操作方法

用拇指指腹按揉悬钟穴3~5分钟，以有酸胀感为度。

定位

本穴位于小腿外侧，外踝尖上3寸，腓骨前缘。

取穴原理	申脉穴为八脉交会穴之一，通于阳跷脉，属足太阳经，有补阳益气、祛除水湿之功。
功效主治	祛寒助阳，舒筋通络。主治头痛、目眩、目赤痛、腰腿酸痛等。
穴名解读	"申"，五行属金，指穴内物质为有肺金特性的凉湿之气；"脉"，脉气。该穴物质为来自膀胱经金门穴以下各穴上行的天部之气，其性偏热（相对于膀胱经而言），与肺经气血同性，故名"申脉"。

按揉申脉穴

操作方法

用拇指指腹按揉申脉穴 3~5 分钟，以有酸胀感为度。

定位

本穴在踝部，位于外踝下缘与跟骨之间的凹陷中。

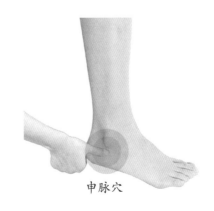

申脉穴

按揉风门穴

取穴原理	风门穴为督脉、足太阳膀胱经之交会穴。本穴运化膀胱经气血上达头部，通督脉，有疏散风邪、调畅气机之功。
功效主治	祛风散邪，清利头目。主治颈椎病、肩膀酸痛、发热头痛、胸背彻痛等。
穴名解读	"风"，风气；"门"，出入的门户。膀胱经各背俞穴上行的水湿之气至本穴后吸热胀散化风上行，故名"风门"。

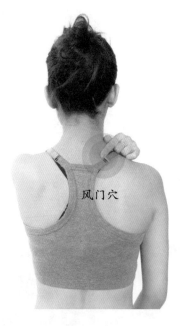

风门穴

操作方法

用食指指腹按揉风门穴3~5分钟，以有酸胀感为度。

定位

本穴在脊柱区，第2胸椎棘突下，后正中线旁开1.5寸。

取穴原理	大椎穴为督脉之穴，总督一身的阳气，是手足三阳经与督脉的交会穴，被称为"阳中之阳"，具有统领一身阳气，联络一身阴气的作用，可祛风散寒。
功效主治	温阳散寒，扶正祛邪。主治项强、肩背痛、腰脊强、骨蒸潮热等。
穴名解读	"大"，巨大；"椎"，椎骨。古称第1胸椎棘突为大椎，该穴在其上方，故名"大椎"。

按揉大椎穴

操作方法

他人用拇指指腹按揉大椎穴 3~5 分钟，以有酸胀感为度。

定位

在颈后部，第 7 颈椎棘突下凹陷中，后正中线上。即略低头，约与肩平的脊柱正中高骨下的位置。

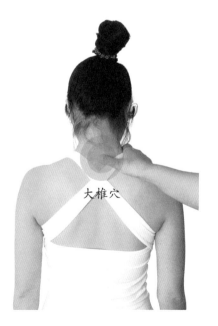

大椎穴

风寒湿痹型颈椎病调理：4 种家常食物

葡萄

性味归经： 性平，味甘、酸；归肺、脾、肾经。

功能： 益气补血，强壮筋骨，软坚散寒。用于气血虚弱、风湿痹痛等。

用法： 生食、榨汁。

禁忌： 糖尿病患者不宜多食。

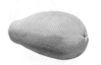

木瓜

性味归经： 性温，味酸；归肝、脾经。

功能： 舒筋活络，和胃化湿。用于风湿阻络所致之痹痛、筋脉拘挛、麻木不仁等。

用法： 生食、蒸煮、榨汁。

禁忌： 过敏体质者慎食。

樱桃

性味归经： 性温，味甘、微酸；归脾、肝经。

功能： 调中补气，益肾健脾，祛风湿。用于风湿痹证之关节疼痛等。

用法： 生食、榨汁。

禁忌： 虚热咳嗽、便秘者，以及热性病、糖尿病患者慎食。

桂皮

性味归经： 性大热，味辛、甘；归脾、肾、心、肝经。

功能： 补火助阳，温通经脉，散寒止痛。用于寒泻腹痛、风湿痹痛、跌损瘀滞等。

用法： 煎汤、研末、作调味品。

禁忌： 阴虚有火、里热内盛者及孕妇慎用。

风寒湿痹型颈椎病
调理:4 种常用中药

白芷

性味归经: 性温,味辛;归胃、大肠、肺经。

功效主治: 解表散寒,祛风止痛。用于颈项不适、四肢拘挛痹痛等。

用法: 3~10 克,煎服。

禁忌: 阴虚血热者忌服。

土茯苓

性味归经: 性平,味甘、淡;归肝、胃经。

功效主治: 解毒,除湿,通利关节。用于风湿骨痛等。

用法: 15~60 克,煎服。

禁忌: 肝肾阴亏而无湿者慎用。

羌活

性味归经: 性温,味辛、苦;归膀胱、肾经。

功效主治: 解表散寒,祛风除湿,止痛。用于风寒湿痹等。

用法: 3~10 克,煎服。

禁忌: 血虚痹痛者忌服。

独活

性味归经: 性微温,味辛、苦;归肾、膀胱经。

功效主治: 祛风除湿,通痹止痛。用于风寒湿痹等。

用法: 3~10 克,煎服,或浸酒。

禁忌: 阴虚血燥者慎用。

药食同源，祛风散寒除湿：4道精选食疗方

土茯苓煲猪骨汤

强健骨骼，通利关节

材料： 猪脊骨 250 克，土茯苓片 10 克。

调料： 陈皮、姜片、料酒、盐各适量。

做法：

1 猪脊骨洗净，剁块，焯水，捞出，用清水洗净；土茯苓片洗净；陈皮泡软，洗净，切丝。

2 将猪脊骨、土茯苓片、陈皮丝和姜片放入汤锅内，加入适量清水没过食材，大火煮沸，淋入适量料酒，转小火慢煲 3 小时，最后加盐调味即可。

温馨提示： 本方应在医生指导下使用。

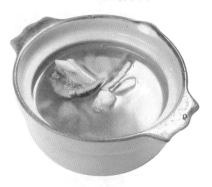

功效

猪脊骨有增强体质，促进骨骼健康的功效；土茯苓解毒除湿、通利关节。二者搭配煮汤有助于调理风寒湿痹型颈椎病。

材料：白芷 15 克，鲜藕 300 克。

调料：料酒 10 克，香油 20 克，姜片、葱段、盐、鸡精各适量。

做法：

1 将鲜藕去皮，洗净，切薄片。

2 将鲜藕片、白芷、姜片、葱段同放炖锅内，加入料酒，加水炖 35 分钟，最后加盐、鸡精、香油调味即可。

白芷鲜藕汤

祛风止痛，健脾活血

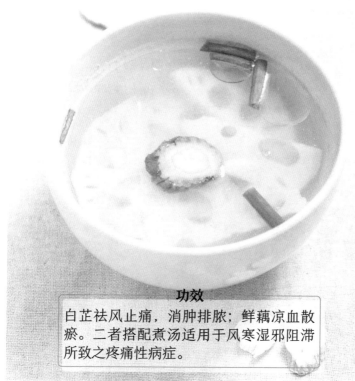

功效

白芷祛风止痛，消肿排脓；鲜藕凉血散瘀。二者搭配煮汤适用于风寒湿邪阻滞所致之疼痛性病症。

蜜枣樱桃蒸山药

健脾益肾，强筋骨

材料：山药 100 克，蜜枣 100 克，樱桃 10 克。

调料：白糖、水淀粉、植物油各适量。

做法：

1 山药洗净煮熟，凉后剥去皮，切片；蜜枣用热水洗净，切成两瓣，去核；樱桃去核备用。

2 在碗内抹上植物油，放入樱桃、蜜枣、山药，撒入白糖，上锅蒸熟，取出碗，扣入盘内。

3 锅置火上，加入适量清水，加白糖烧至化开，淋入水淀粉勾稀芡，最后倒入盘内即可。

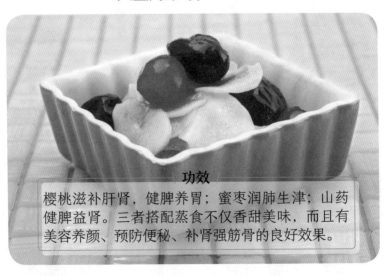

功效

樱桃滋补肝肾，健脾养胃；蜜枣润肺生津；山药健脾益肾。三者搭配蒸食不仅香甜美味，而且有美容养颜、预防便秘、补肾强筋骨的良好效果。

材料：葡萄、大米各 100 克，枸杞子 10 克。

做法：

1 葡萄洗净；枸杞子用水泡 10 分钟，洗净；大米洗净备用。

2 将大米放入锅中煮至米软，放入枸杞子和葡萄，继续煮至粥微黏稠即可。

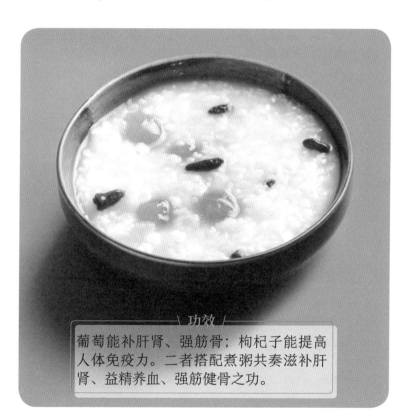

补肝肾，益气血

葡萄枸杞粥

| 功效 |

葡萄能补肝肾、强筋骨；枸杞子能提高人体免疫力。二者搭配煮粥共奏滋补肝肾、益精养血、强筋健骨之功。

风寒湿痹型颈椎病调理:6 种家用中成药

1 寒湿痹颗粒

祛风除湿，温通经络。用于肢体关节疼痛等。

2 疏风定痛丸

祛风散寒，化瘀血通络。用于风寒闭阻、瘀血阻络所致之痹病等。

3 风湿痛药酒

温经散寒，通络止痛。用于寒湿闭阻经络所致之腰脊、四肢关节冷痛等。

4 冯了性风湿跌打药酒

祛风除湿，活血止痛。用于风寒湿痹、手足麻木、腰腿酸痛等。可外用。

5 追风透骨片

祛风散寒，通络止痛。用于风寒湿痹所致之四肢痹痛、手足麻木等。

6 舒筋活络酒

祛风除湿，活血通络，养阴生津。用于风湿阻络、血脉瘀阻兼有阴虚所致之痹病等。

三

劳伤血瘀型颈椎病调理 24 招

益气活血，化瘀通络

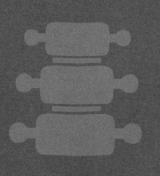

劳伤血瘀型颈椎病有哪些表现

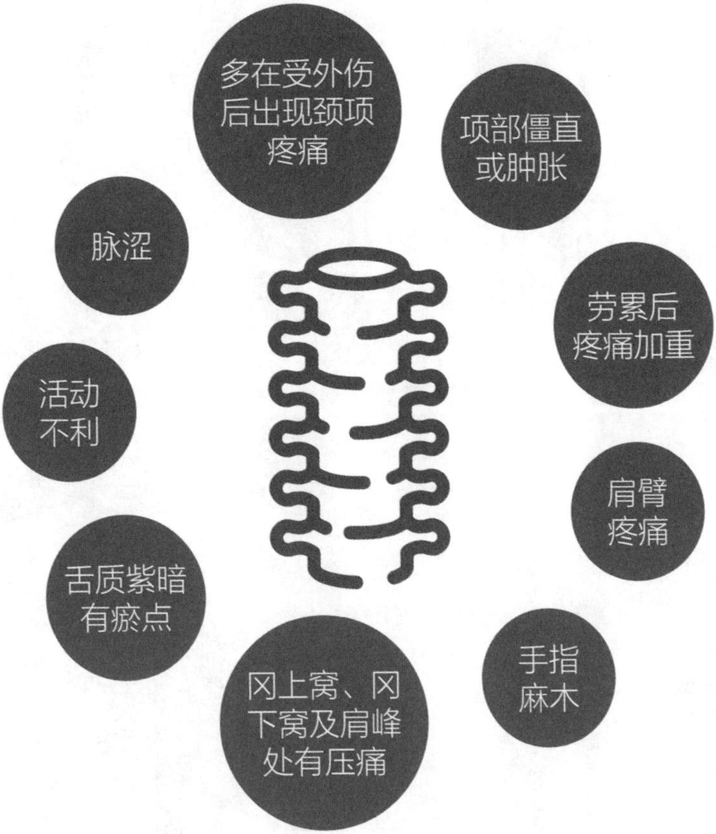

多在受外伤后出现颈项疼痛

项部僵直或肿胀

脉涩

劳累后疼痛加重

活动不利

肩臂疼痛

舌质紫暗有瘀点

冈上窝、冈下窝及肩峰处有压痛

手指麻木

劳伤血瘀型颈椎病调理:7大常用穴位

对症按摩调理方

按揉颈夹脊穴

取穴原理	颈夹脊穴是督脉和足太阳膀胱经经气重叠覆盖之处,能调节阴阳。按揉颈夹脊穴有助于改善局部微循环,缓解肌肉痉挛。
功效主治	舒筋通络,活血定眩,疏导颈项部气血。主治颈椎病、头晕头痛、项强等。
穴名解读	颈夹脊穴与华佗夹脊穴相似,因位于颈部,故名"颈夹脊"。

操作方法
用食指指腹按揉颈夹脊穴3~5分钟,以有酸胀感为度。

定位
本穴位于颈部正中线两侧,第1~7颈椎棘突下缘旁开0.5寸处,每侧7穴。

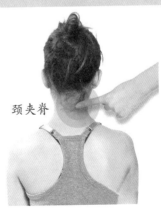

颈夹脊

拿按天柱穴

取穴原理
天柱穴是膀胱经气所发之穴，有醒神疏风、通经活络之功，为醒神健脑、治颈项病之要穴。

功效主治
舒筋壮骨，通络止痛。主治头晕、头痛、记忆力减退、颈肩肌肉僵硬及酸痛等。

穴名解读
"天"，一指穴内物质为天部阳气，二指穴内气血作用于人的头颈天部；"柱"，支柱，意指穴内气血饱满坚实。膀胱经的气血在该穴为坚实饱满之状，颈项受其气可承受头部重量，如头之支柱一般，故名"天柱"。

操作方法
用拇指及食、中、无名指拿按天柱穴3~5分钟，以有酸胀感为度。

定位
本穴在颈后区，横平第2颈椎棘突上际，斜方肌外缘凹陷中。

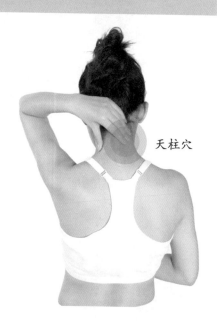

天柱穴

34

取穴原理	后溪穴是手太阳小肠经的输穴，又是八脉交会穴之一，通督脉，有通经利窍、宁神益气之功。
功效主治	清热宣阳，通络止痛。主治颈椎病、腰椎病、落枕等。
穴名解读	"后"，与前相对，指穴内气血运行的部位为后背督脉之部；"溪"，穴内气血流行的道路。从前谷穴传来的物质至本穴后，外散的清阳之气上行督脉，故名"后溪"。

操作方法

用拇指指腹按揉后溪穴3~5分钟，以有酸胀感为度。

定位

本穴在手内侧，第5掌指关节尺侧近端赤白肉际凹陷中，即握拳时，小指近侧边凸起如火山口状处。

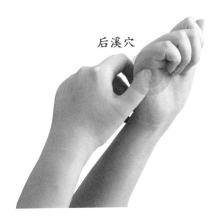

后溪穴

按揉悬钟穴

取穴原理
悬钟穴为八会穴之髓会，与髓有着密切关系。按揉悬钟穴有通经活络、行气活血的功效。

功效主治
益肾壮骨，舒筋活络。主治颈椎病、关节炎、头痛、腰痛等。

穴名解读
"悬"，吊挂之意，指空中；"钟"，古指编钟，是一种乐器，其声浑厚响亮。从胆经上部经脉下行的地部经水，至本穴后飞落而下，如瀑布发出巨响一般，且穴在足外踝上3寸，犹如悬挂之状，故名"悬钟"。

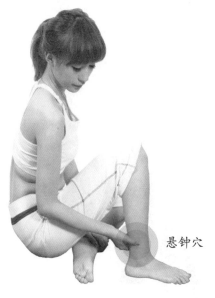

悬钟穴

操作方法
用拇指指腹按揉悬钟穴3~5分钟，以有酸胀感为度。

定位
本穴位于小腿外侧，外踝尖上3寸，腓骨前缘。

取穴原理	申脉穴为八脉交会穴之一，通于阳跷脉，属足太阳经，可清热安神、舒筋通络、利腰膝。
功效主治	舒筋通络，宁神止痛。主治关节炎、头枕部痛、腰肌劳损、下肢瘫痪等。
穴名解读	"申"，五行属金，指穴内物质为有肺金特性的凉湿之气；"脉"，脉气。该穴物质为来自膀胱经金门穴以下各穴上行的天部之气，其性偏热（相对于膀胱经而言），与肺经气血同性，故名"申脉"。

操作方法

用拇指指腹按揉申脉穴 3~5 分钟，以有酸胀感为度。

定位

本穴在踝部，位于外踝下缘与跟骨之间的凹陷中。

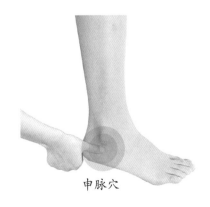

申脉穴

<table>
<tr><td rowspan="3">按揉膈俞穴</td><td>取穴原理</td><td>膈俞穴为八会穴之血会，对应膈，膈上之心主血，膈下之脾统血，使得人之血液皆受其主管与统率。因此，膈俞穴具有很好的活血作用，还可益气。</td></tr>
<tr><td>功效主治</td><td>益气活血，化瘀通络。主治心痛、心悸、胸痛、胸闷等。</td></tr>
<tr><td>穴名解读</td><td>"膈"，心之下、脾之上；"俞"，同"输"，输注。该穴物质来自心之下、脾之上，且由本穴外输膀胱经，故名"膈俞"。</td></tr>
</table>

操作方法

用拇指指腹按揉膈俞穴3~5分钟，以有酸胀感为度。

定位

本穴在脊柱区，第7胸椎棘突下，后正中线旁开1.5寸。

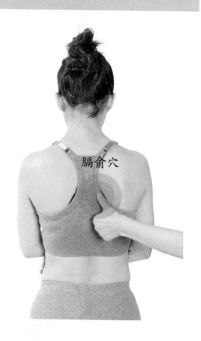

膈俞穴

取穴原理	合谷穴是手阳明大肠经的原穴，是脏腑经气驻留的部位，与三焦有着密切的关系，是调畅人体气血功能、开达上焦的要穴，可益气、活血、化瘀。
功效主治	舒筋活络，调气活血。主治头痛、齿痛、咽喉肿痛、神经痛等。
穴名解读	"合"，汇、聚；"谷"，两山之间的空隙。从三间穴天部层次横向传来的水湿云气行至本穴后汇聚形成强大的水湿云气场，故名"合谷"。

操作方法

用拇指指腹按揉合谷穴 3~5 分钟，以有酸胀感为度。

定位

本穴在手背，第 1、2 掌骨间，第 2 掌骨桡侧的中点处，即将一手的拇指横纹放在另一手的虎口沿上，屈拇指时指腹所指之处即是。

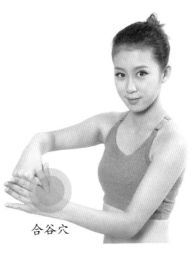

合谷穴

劳伤血瘀型颈椎病调理:4种家常食物

山楂

性味归经: 性微温,味酸、甘;归脾、胃、肝经。

功能: 化痰消滞,活血散瘀,行气止痛。用于气滞血瘀等。

用法: 生食、做汤羹、榨汁。

禁忌: 脾胃虚弱者和胃酸过多者不宜食用。

红枣

性味归经: 性温,味甘;归脾、胃、心经。

功能: 滋补气血、补中益气。用于气虚血亏、体虚乏力等。

用法: 生食、做汤羹。

禁忌: 上火便秘、内有湿热或痰热者不宜食用。

藕

性味归经: 性寒,味甘;归肝、脾、肺经。

功能: 清热凉血,散瘀。用于热病烦渴、劳伤血瘀型颈椎病等。

用法: 炒食、煲汤。

禁忌: 脾虚胃寒、易腹泻者不宜生食。

螃蟹

性味归经: 性寒,味咸;归肝经。

功能: 活血,散瘀,利湿。主治跌打损伤、骨折等。

用法: 蒸食、做药酒。

禁忌: 脾胃虚寒者及孕妇食用。

劳伤血瘀型颈椎病调理：4 种常用中药

当归

性味归经: 性温，味甘、辛；归肝、心、脾经。

功效主治: 补血活血，祛瘀止痛。用于血虚血瘀等。

用法: 6~12 克，煎服。

禁忌: 湿盛中满、大便泄泻者不宜服。

生地黄

性味归经: 性寒，味甘；归心、肝、肾经。

功效主治: 清热凉血。用于热入营血等。

用法: 10~15 克，煎服；鲜品用量加倍，或以鲜品捣汁入药。

禁忌: 脾虚湿滞、腹满便溏、胸膈多痰者慎用。

桃仁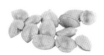

性味归经: 性平，味苦、甘；归心、肝、大肠经。

功效主治: 活血祛瘀。用于瘀血阻滞等。

用法: 5~10 克，捣碎，煎服。

禁忌: 孕妇忌用，便溏者慎用。用时不可过量。

川芎

性味归经: 性温，味辛；归肝、胆、心包经。

功效主治: 活血行气，祛风止痛。用于血瘀气滞、风湿痹痛等。

用法: 3~10 克，煎服。

禁忌: 阴虚火旺、多汗及月经过多者慎用。

药食同源，益气活血：4 道精选食疗方

莲藕玉米排骨汤

材料：猪排骨300克，玉米、莲藕各150克。

调料：姜片5克，料酒10克，盐3克，陈皮少许。

做法：

1 猪排骨洗净切段，放入锅中，加入适量清水，以大火煮沸，略煮片刻，除去血水，捞出沥干。

2 莲藕去皮切片，入沸水锅内略焯；玉米洗净，切段，备用。

3 向锅内注入适量清水，放入排骨段、莲藕片、玉米段、姜片、陈皮，加入料酒，大火煮沸，改小火煮2小时至猪排骨熟烂，最后加盐调味即可。

---| 功效 |---

莲藕活血散瘀；玉米健脾益胃；排骨有缓解疲劳的功效。三者搭配不仅汤鲜味美，而且能调理劳伤血瘀型颈椎病。

材料：乌鸡肉 200 克，当归、熟地黄各 5 克，大米 100 克。

调料：葱段 10 克，姜片 3 片，盐 3 克，料酒 5 克。

做法：

1 大米洗净，冷水浸泡 30 分钟；将当归、熟地黄用温水浸泡，清洗干净，用净纱布包好，扎紧袋口，制成药包；乌鸡肉冲洗干净，放入沸水锅内焯一下捞出。

2 取锅加入冷水、药包、乌鸡肉，加入葱段、姜片、料酒，先用大火煮沸，再改用小火煨煮至汤浓鸡烂，捞出乌鸡肉，拣去药包、葱段、姜片，加入大米，大火煮开后改小火熬煮成粥。

3 把乌鸡肉撕碎，放入粥内，再煮 10 分钟，最后用盐调味即可。

温馨提示： 本方应在医生指导下使用。

当归熟地乌鸡粥

活血止痛，益精填髓

烹饪妙招

煮乌鸡粥时，为使其所含的营养物质充分释放，最好使用砂锅小火慢炖。

功效

当归活血止痛；熟地黄益精填髓；乌鸡肉滋补肝肾。三者搭配大米煮粥可补血活血，益气补虚，强筋健骨。

43

桃仁山楂饮

材料：桃仁6克，山楂12克，陈皮3克。

做法：将全部食材用水煎好代茶饮即可。

功效

桃仁和山楂都有活血散瘀的功效，和陈皮一同煎水饮用，可增强活血化瘀、通脉止痛的功效，更有助于调理劳伤血瘀型颈椎病。

材料: 莲子15克, 红枣3枚, 玫瑰花5克。

做法:

1 莲子洗净, 放入温水中泡发; 红枣洗净, 去核。

2 将发好的莲子、红枣一起放入锅中, 倒入适量清水, 用大火烧沸后改小火煎煮至莲子软烂时离火, 放入玫瑰花, 稍凉后即可饮用。

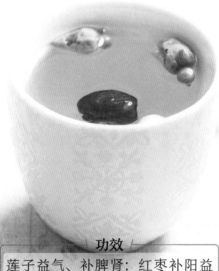

功效

莲子益气、补脾肾; 红枣补阳益气。二者搭配玫瑰花制成茶饮不仅味道清香甘美, 而且能益肾填精、养血安神、通经活络。

劳伤血瘀型颈椎病调理:5 种家用中成药

1 瘀血痹胶囊

活血化瘀，通络定痛。用于瘀血阻络之痹证。

2 颈复康颗粒

活血通络，散风止痛。用于风湿瘀阻所致之颈椎病等。

3 夏天无片

活血通络，行气止痛。用于气滞血瘀之肢体疼痛、肿胀麻木等。

4 舒筋定痛片

活血散瘀，消肿止痛。用于跌打损伤、风湿痹痛等。

5 天和追风膏（外用）

温经散寒，祛风除湿，活血止痛。用于风寒闭阻，瘀血阻络之痹病等。

四

肝肾亏虚型颈椎病调理 23 招

培补肝肾，通络止痛

肝肾亏虚型颈椎病有哪些表现

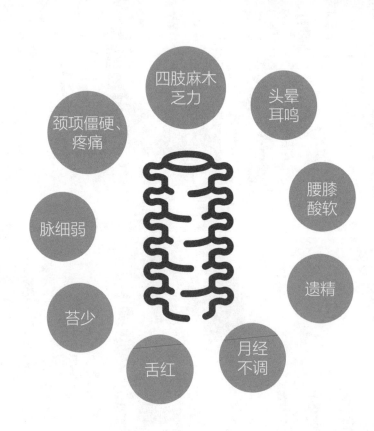

四肢麻木乏力

头晕耳鸣

颈项僵硬、疼痛

腰膝酸软

脉细弱

遗精

苔少

月经不调

舌红

肝肾亏虚型颈椎病调理：7大常用穴位

对症按摩调理方

取穴原理	颈夹脊穴是督脉和足太阳膀胱经经气重叠覆盖之处，能调节阴阳。按揉颈夹脊穴有助于改善局部微循环，缓解肌肉痉挛。
功效主治	舒筋通络，活血定眩，疏导颈项部气血。主治颈肩部劳累、头晕耳鸣、乏力等。
穴名解读	颈夹脊穴与华佗夹脊穴相似，因位于颈部，故名"颈夹脊"。

按揉颈夹脊穴

操作方法

用食指指腹按揉颈夹脊穴3~5分钟，以有酸胀感为度。

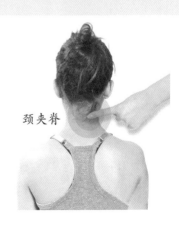

颈夹脊

定位

本穴位于颈部正中线两侧，第1～7颈椎棘突下缘旁开0.5寸处，每侧7穴。

拿按天柱穴

取穴原理
天柱穴是膀胱经气所发之穴，穴内气血作用于人的头颈部，是脑部血管和神经通路的关卡，凡治疗颈部及以上异常之处，都离不开本穴。本穴有醒神明目、通经活络之功，为醒神健脑、治颈项病之要穴。

功效主治
强筋壮骨，通络止痛。主治头晕头痛、颈部酸痛、落枕、肩背痛等。

穴名解读
"天"，一指穴内物质为天部阳气，二指穴内气血作用于人的头颈天部；"柱"，支柱，意指穴内气血饱满坚实。膀胱经的气血在该穴为坚实饱满之状，颈项受其气可承受头部重量，如头之支柱一般，故名"天柱"。

操作方法
用拇指及食、中、无名指拿按天柱穴 3~5 分钟，以有酸胀感为度。

定位
本穴在颈后区，横平第 2 颈椎棘突上际，斜方肌外缘凹陷中。

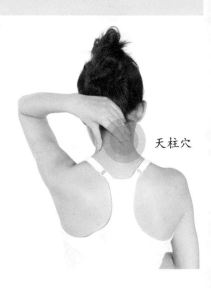

天柱穴

取穴原理	后溪穴是手太阳小肠经的输穴，由于小肠经与脖颈外侧到脑后部这一区域相通，所以刺激后溪穴可以达到缓解颈部肌肉紧张的目的，能通经利窍，宁神益气。
功效主治	清热宣阳，通络止痛。主治头晕头痛、颈椎病、耳聋耳鸣、落枕等。
穴名解读	"后"，与前相对，指穴内气血运行的部位为后背督脉之部；"溪"，穴内气血流行的道路。从前谷穴传来的物质至本穴后，外散的清阳之气上行督脉，故名"后溪"。

操作方法

用拇指指腹按揉后溪穴 3~5 分钟，以有酸胀感为度。

定位

本穴在手内侧，第 5 掌指关节尺侧近端赤白肉际凹陷中，即握拳时，小指近侧边凸起如火山口状处。

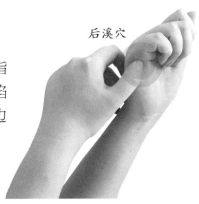

后溪穴

按揉悬钟穴

取穴原理	悬钟穴属足少阳经，为八会穴之髓会，与髓有密切关系，有通经活络、益肾壮骨之功。
功效主治	通经活络，行气活血。主治颈项强痛、头痛头晕、颈椎病、腰痛等。
穴名解读	"悬"，吊挂之意，指空中；"钟"，古指编钟，是一种乐器，其声浑厚响亮。从胆经上部经脉下行的地部经水，至本穴后飞落而下，如瀑布发出巨响一般，且穴在足外踝上3寸，犹如悬挂之状，故名"悬钟"。

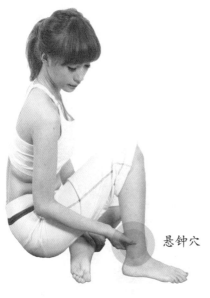

悬钟穴

操作方法

用拇指指腹按揉悬钟穴3~5分钟，以有酸胀感为度。

定位

本穴位于小腿外侧，外踝尖上3寸，腓骨前缘。

取穴原理	申脉穴是足太阳膀胱经穴位，通于阳跷脉，可清热安神，通畅脉络，有使肩部血脉畅通，筋脉得伸的作用。
功效主治	舒筋通络，益气宁心。主治头痛、眩晕、失眠、腰腿酸痛等。
穴名解读	"申"，五行属金，指穴内物质为有肺金特性的凉湿之气；"脉"，脉气。该穴物质为来自膀胱经金门穴以下各穴上行的天部之气，其性偏热（相对于膀胱经而言），与肺经气血同性，故名"申脉"。

操作方法

用拇指指腹按揉申脉穴 3~5
分钟，以有酸胀感为度。

定位

本穴在踝部，位于外踝下缘
与跟骨之间的凹陷中。

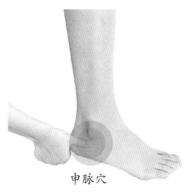

申脉穴

<table>
<tr><td rowspan="3">按揉肝俞穴</td><td>取穴原理</td><td>肝俞穴是肝的背俞穴，肝与胆互为表里，两者相辅相成，按摩肝俞穴有疏肝利胆、止痉通络的作用。</td></tr>
<tr><td>功效主治</td><td>疏肝和血，益气养阴。主治胁痛、胃痛、眩晕、目赤痛等。</td></tr>
<tr><td>穴名解读</td><td>"肝"，肝脏；"俞"，同"输"。肝脏的水湿风气由此外输膀胱经，故名"肝俞"。</td></tr>
</table>

操作方法

用拇指指腹按揉肝俞穴 3~5 分钟，以有酸胀感为度。

定位

本穴在脊柱区，第 9 胸椎棘突下，后正中线旁开 1.5 寸处。

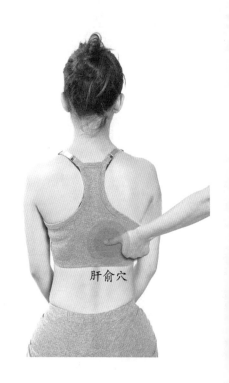

肝俞穴

取穴原理	肾俞穴是肾的背俞穴，人体阳气的根在肾，腰为肾之府，肾阳虚时会感觉腰部酸软怕冷。按揉肾俞穴，可以增加肾脏的血流量，起到温暖肾阳的作用。
功效主治	补肾滋阴，强筋壮骨。主治腰痛、腰膝酸软、耳鸣目眩、阳痿遗精、月经不调等。
穴名解读	"肾"，肾脏；"俞"，同"输"。肾脏的寒湿水气由此外输膀胱经，故名"肾俞"。

操作方法

用两手拇指指腹按揉肾俞穴3~5分钟，以有酸胀感为度。

定位

本穴在脊柱区，第2腰椎棘突下，后正中线旁开1.5寸。

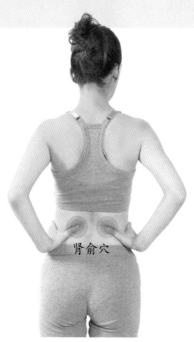

肾俞穴

肝肾亏虚型颈椎病
调理：4 种家常食物

鳝鱼

性味归经：性温，味甘；归肝、脾、肾经。

功能：益气血，补肝肾，强筋骨，祛风湿。用于虚劳性颈腰痛等。

用法：炒食、煲汤。

禁忌：皮肤病患者不宜多食。

桑椹

性味归经：性寒，味甘、酸；归肝、肾经。

功能：补肝益肾，滋阴息风。用于肝肾阴亏、消渴便秘、心悸失眠、颈项不适、须发早白、关节不利等。

用法：生吃、熬膏、煮粥。

禁忌：脾胃虚寒、大便溏泄者慎用。

黑芝麻

性味归经：性平，味甘；归肝、肾、大肠经。

功能：补肝肾，益精血，润肠燥。用于肝肾不足、须发早白、病后体虚、眩晕等。

用法：生食、煮粥、榨油等。

禁忌：食用过多易产生肠滑腹泻。

核桃仁

性味归经：性温，味甘；归肾、肺、大肠经。

功能：补肾益精，温肺定喘。用于筋骨酸痛等。

用法：生食、煮食、炒食。

禁忌：痰多上火者不宜食用；高脂血症患者不宜多食。

肝肾亏虚型颈椎病调理：4种常用中药

杜仲

性味归经：性温，味甘；归肝、肾经。

功效主治：补肝肾，强筋骨。用于肝肾不足、腰膝酸痛、筋骨无力等。

用法：6~10克，煎服。

禁忌：阴虚火旺者慎用。

枸杞子

性味归经：性平，味甘；归肝、肾经。

功效主治：滋补肝肾。用于肝肾阴虚、精血不足、颈项不适、腰膝酸痛等。

用法：6~12克，煎服。

禁忌：脾虚便溏者不宜用。

淫羊藿

性味归经：性温，味辛、甘；归肝、肾经。

功效主治：补肾壮阳，强筋健骨，祛风除湿。用于肾阳虚衰所致之筋骨痿软、风湿痹痛、麻木拘挛等。

用法：6~10克，煎服。

禁忌：阴虚火旺者不宜用。

牛膝

性味归经：性平，味苦、甘、酸；归肝、肾经。

功效主治：逐瘀通经，补肝肾，强筋骨。用于腰膝酸痛、筋骨无力等。

用法：6~12克，煎服。

禁忌：孕妇及月经过多者忌用；脾虚泄泻者慎用。

药食同源，培补肝肾：4道精选食疗方

枸杞炖羊肉

补肝养筋，补肾壮阳

材料： 羊腿肉 900 克，枸杞子 50 克。

调料： 姜片、葱段、清汤、盐、味精、植物油各适量。

做法：

1 羊腿肉放入开水锅中煮透，取出放入冷水中洗净，切块；枸杞子洗净。

2 锅置火上，加适量油，烧热后放入羊腿肉块、姜片煸炒，翻炒后倒入枸杞子、葱段、盐及适量清汤。

3 大火烧开后，转小火煮 60~90 分钟至羊腿肉熟烂，去葱、姜，调入味精即可。

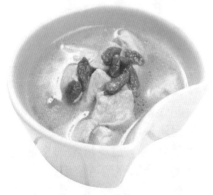

┤ 功效 ├

枸杞子滋肝补肾；羊肉补肾壮阳。二者搭配炖食，可以补肝养筋、补肾壮阳健骨。

材料: 净鳝鱼 150 克，芹菜 250 克。

调料: 葱末、姜末、蒜末、盐、植物油各适量。

做法:

1 将芹菜洗净后切段；将鳝鱼处理干净后切段，焯水后捞出备用。

2 锅内放油加热，放入姜末、蒜末、葱末炒香，倒入鳝鱼段翻炒至七成熟，放入芹菜段炒熟，最后加盐即可。

鳝鱼芹菜

平肝益肾，补虚健骨

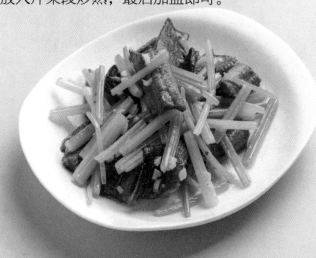

功效

鳝鱼补气益肾、健骨祛湿；芹菜清热除烦、平肝利水。二者搭配能滋补肝肾，调理肝肾亏虚型颈椎病。

补虚强身

鸡肉炒菜花

材料: 鸡胸肉 200 克，菜花 150 克，胡萝卜 50 克。

调料: 葱花 5 克，盐 2 克，水淀粉、植物油各适量。

做法:

1 菜花洗净掰成小朵，焯水后备用；鸡胸肉洗净，切成小条；胡萝卜洗净，切成菱形块。

2 锅置火上，倒油烧热，放入鸡肉条炒熟，再放入葱花、菜花、胡萝卜块，倒入水淀粉，加盐，翻炒至熟即可。

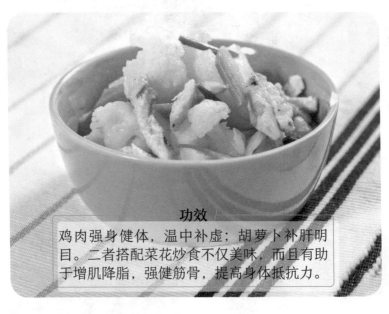

功效

鸡肉强身健体，温中补虚；胡萝卜补肝明目。二者搭配菜花炒食不仅美味，而且有助于增肌降脂，强健筋骨，提高身体抵抗力。

材料：荞麦面条 120 克，桂圆肉 30 克，
　　　山药 50 克，淫羊藿 8 克。

调料：酱油、葱花各适量。

做法：

1 淫羊藿加适量水煎取药汁。将山药洗
　净，去皮，捣成泥，放入锅中，加适量
　水，煮熟后加入桂圆肉、淫羊藿汁、酱
　油、葱花做成面卤。

2 面条煮熟后盛出，浇上面卤即可。

温馨提示： 本方应在医生指导下使用。

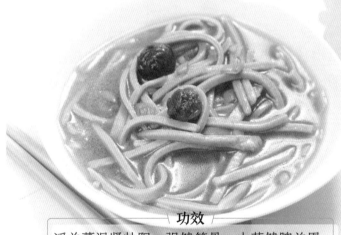

功效

淫羊藿温肾壮阳，强健筋骨；山药健脾益胃；
桂圆肉缓解疲劳。三者搭配荞麦面条不仅能
减肥瘦身，而且能强健筋骨，安心宁神。

肝肾亏虚型颈椎病调理:4 种家用中成药

1 独活寄生合剂

养血舒筋,祛风除湿。 用于气血两虚、肝肾不足、风寒湿痹证等。

3 天麻祛风补片

温肾养胃,祛风止痛。 用于肝肾亏损之四肢关节疼痛、腰酸膝软、手足麻木等。

2 尪痹片

补肝肾,强筋骨,祛风湿,通经络。 用于肝肾不足、风湿阻络等。

4 杜仲壮骨丸

活血通络,强筋健骨,祛风除湿。 用于风湿痹痛、筋骨无力等。

五

痰湿痹阻型颈椎
病调理 22 招
化痰软坚，利水除湿

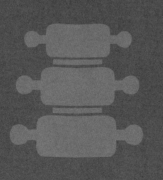

微信扫描二维码
有声点读新体验

痰湿痹阻型颈椎病有哪些表现

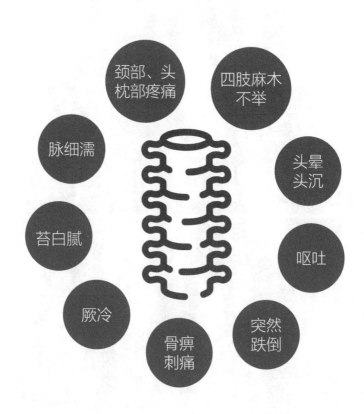

颈部、头枕部疼痛

四肢麻木不举

脉细濡

头晕头沉

苔白腻

呕吐

厥冷

突然跌倒

骨痹刺痛

痰湿痹阻型颈椎病
调理：5 大常用穴位

对症按摩调理方

取穴原理	颈夹脊穴是督脉和足太阳膀胱经经气重叠覆盖之处，能调节阴阳，主治头面部疾病及颈项部疾病。
功效主治	祛风散寒，舒筋健骨，通经络。主治颈椎病、头晕头痛、消化不良等。
穴名解读	颈夹脊穴与华佗夹脊穴相似，因位于颈部，故名"颈夹脊"。

按揉颈夹脊穴

操作方法

用食指指腹按揉颈夹脊穴3~5 分钟，以有酸胀感为度。

定位

本穴位于颈部正中线两侧，第1~7颈椎棘突下缘旁开0.5寸处，每侧7穴。

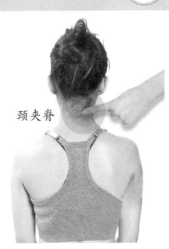

颈夹脊

拿按天柱穴

取穴原理
天柱穴是膀胱经气所发之穴，穴内气血作用于人的头颈部，可通畅气血、调和百脉，达到提神醒脑、解乏的目的，有治疗肩膀肌肉僵硬及酸痛的功效。

功效主治
疏风宁神，通络止痛。主治头晕头痛、脖颈僵硬、肩背疼痛等。

穴名解读
"天"，一指穴内物质为天部阳气，二指穴内气血作用于人的头颈天部；"柱"，支柱，意指穴内气血饱满坚实；膀胱经的气血在该穴为坚实饱满之状，颈项受其气可承受头部重量，如头之支柱一般，故名"天柱"。

操作方法
用拇指及食、中、无名指拿按天柱穴3~5分钟，以有酸胀感为度。

定位
本穴在颈后区，横平第2颈椎棘突上际，斜方肌外缘凹陷中。

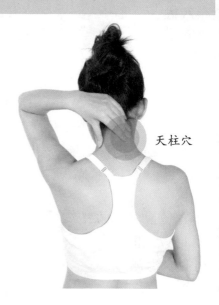

天柱穴

取穴原理	后溪穴是手太阳小肠经的输穴，是八脉交会穴，通于督脉，有通经利窍、宁神之功，能泻心火、壮阳气、调颈椎、正脊柱。
功效主治	通经利窍，活络宁神。主治头晕头痛、颈部酸痛、汗多、落枕等。
穴名解读	"后"，与前相对，指穴内气血运行的部位为后背督脉之部；"溪"，穴内气血流行的道路。从前谷穴传来的物质至本穴后，外散的清阳之气上行督脉，故名"后溪"。

操作方法

用拇指指腹按揉后溪穴 3~5 分钟，以有酸胀感为度。

定位

本穴在手内侧，第 5 掌指关节尺侧近端赤白肉际凹陷中，即握拳时，小指近侧边凸起如火山口状处。

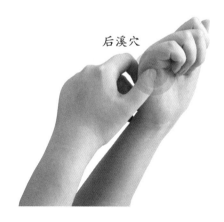

后溪穴

按揉丰隆穴	**取穴原理**	丰隆穴是足阳明胃经的络穴，又联络脾经，能调治脾和胃两大脏腑的病症，能除湿祛痰。
	功效主治	祛湿化痰，通经活络。主治由痰饮导致的咳嗽、头痛、眩晕等。
	穴名解读	"丰隆"，象声词，"轰隆"之义。从条口穴、上巨虚穴、下巨虚穴传来的水湿云气至本穴后化雨而降，且降雨量大，如雷雨之轰隆有声，故名"丰隆"。

操作方法

用食指指腹按揉丰隆穴 3~5
分钟，以有酸胀感为度。

定位

本穴在小腿外侧，外踝尖上
8 寸，胫骨前肌的外缘。

丰隆穴

取穴原理	足三里穴为足阳明胃经的合穴（合穴为全身经脉流注汇合的穴位），有调理脾胃、补中益气的功效。
功效主治	通经活络，逐风化湿。主治头痛、眩晕、鼻塞、半身不遂、脾胃虚弱、贫血、手足怕冷等。
穴名解读	"足"，足部；"三里"，指胃经气血物质作用的范围。从犊鼻穴传来的地部经水到达本穴后散于本穴的开阔之地，经水大量气化上行于天，形成一个较大的"气血场"，如三里方圆之地，故名"足三里"。

按揉足三里穴

操作方法

用拇指指腹按揉足三里穴 3~5 分钟，以有酸胀感为度。

定位

本穴在小腿外侧，外膝眼下 3 寸。

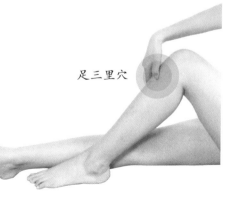

足三里穴

痰湿痹阻型颈椎病调理:4 种家常食物

冬瓜

性味归经: 性微寒,味甘、淡;归肺、胃、膀胱经。

功能: 利尿,清热,化痰。用于热毒痈肿等。

用法: 炒食、煲汤。

禁忌: 脾胃虚弱者不宜多食。

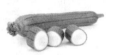

丝瓜

性味归经: 性凉,味甘;归肺、肝、胃经。

功能: 清热化痰。用于疔疮痈肿等。

用法: 炒食、蒸食。

禁忌: 体虚内寒、腹泻者不宜多食。

香菇

性味归经: 性平,味甘;归脾、胃、肝经。

功能: 扶正补虚,健脾开胃,化痰理气。用于正气衰弱、神倦乏力、佝偻病等。

用法: 炒食、煲汤。

禁忌: 痛风患者不宜多食。

紫菜

性味归经: 性凉,味甘、咸;归肺、肝、胃、肾经。

功能: 化痰软坚,利水除湿。用于瘿瘤、瘰疬、水肿等。

用法: 煲汤、炒食。

痰湿痹阻型颈椎病调理：4 种常用中药

陈皮

性味归经：性温，味苦、辛；归脾、肺经。

功效主治：理气健脾，燥湿化痰。用于湿痰寒痰等。

用法：3~10 克，煎服。

茯苓

性味归经：性平，味甘、淡；归心、肺、脾、肾经。

功效主治：利水渗湿，健脾。用于痰饮眩悸等。

用法：10~15 克，煎服。

法半夏

性味归经：性温，味辛，有毒；归脾、胃、肺经。

功效主治：燥湿化痰，消痞散结。用于湿痰寒痰、咳喘痰多、痰饮眩悸等。

用法：3~9 克，煎服。

禁忌：一切血证，以及阴虚燥咳、津伤口渴者忌服。

土茯苓

性味归经：性平，味甘、淡；归肝、胃经。

功效主治：除湿，通利关节。用于湿热淋浊、筋骨疼痛等。

用法：15~60 克，煎服。

禁忌：肝肾阴亏而无湿者慎用。

药食同源，化痰除湿：4道精选食疗方

冬瓜玉米焖排骨

化痰除湿，强筋健骨

材料：排骨400克，冬瓜、玉米各150克。

调料：葱段、蒜片、姜片各5克，生抽10克，盐4克，植物油适量。

做法：

1 排骨洗净，切块，煮8分钟，捞出，用水冲洗，沥干；冬瓜去皮、瓤，洗净，切片；玉米去皮，洗净，切大块。

2 锅内倒油烧热，爆香蒜片、姜片，倒入排骨块翻炒几下，再加入冬瓜块、玉米翻匀，加适量开水，盖锅盖，水开后转中火焖40分钟。

3 打开锅盖，加盐、生抽翻匀，再盖锅盖焖10分钟，掀开锅盖，放葱段炒匀。

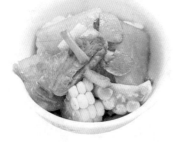

功效

冬瓜清热解毒、护肾利水；排骨强筋健骨、滋阴健脾。二者搭配玉米不仅家常美味，而且能滋阴润燥、强健骨骼、提高身体抵抗力。

材料: 丝瓜 150 克, 番茄 100 克。

调料: 葱花、植物油各适量, 盐 2 克。

做法:

1 丝瓜去蒂, 洗净, 切成片; 番茄洗净, 去蒂, 切块。

2 锅置火上, 倒入适量植物油, 烧至六成热, 加葱花炒出香味, 然后放入丝瓜片和番茄块炒熟, 最后用盐调味即可。

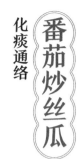

化痰通络

番茄炒丝瓜

烹饪妙招

炒制此菜时, 为保留番茄和丝瓜的营养, 宜旺火速成。

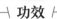

| 功效 |

丝瓜利水消肿、活血通络; 番茄生津、促消化。二者搭配炒食有助于活血通络、解毒消肿, 有助于调理痰湿痹阻型颈椎病。

健脾除湿

山药薏米茯苓粥

材料： 山药50克，薏米30克，大米100克，茯苓粉20克，枸杞子5克。

做法：

1. 山药去皮切小块，泡在水里防止氧化；薏米和大米淘洗干净后，浸泡1小时。

2. 锅内加入适量清水烧开，将薏米和大米放进锅里，大火煮开后转为小火煮烂，再加入山药块和茯苓粉，继续煮20分钟，最后加入枸杞子，焖10分钟即可。

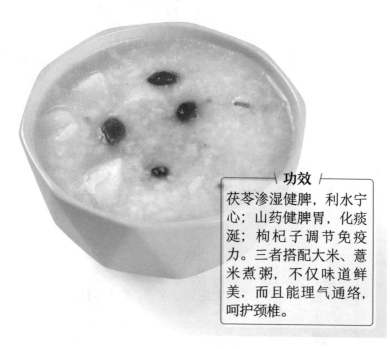

功效

茯苓渗湿健脾，利水宁心；山药健脾胃，化痰涎；枸杞子调节免疫力。三者搭配大米、薏米煮粥，不仅味道鲜美，而且能理气通络，呵护颈椎。

材料: 菊花5克，金盏花5克，陈皮4克，乌梅1枚。

做法: 将所有材料一起放入杯中，再将沸水冲入，盖上盖子闷泡约5分钟即可。

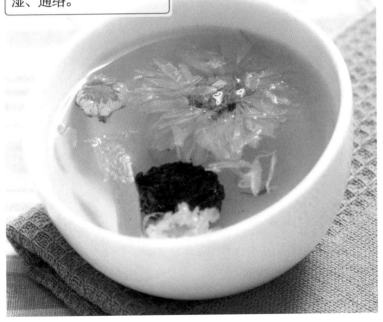

┤ **功效** ├

陈皮理气健脾、开胃祛火；菊花疏风散热、清热解毒。二者搭配清凉除烦的金盏花和祛燥止渴的乌梅制成茶饮，可以清热利湿、通络。

清热利湿

菊花陈皮乌梅茶

痰湿痹阻型颈椎病调理:5 种家用中成药

1 半夏天麻丸

健脾祛湿，化痰息风。用于脾虚湿盛，痰浊内阻所致的眩晕、头痛、颈部疼痛等。

4 六君子丸

补脾益气，燥湿化痰。用于脾胃虚弱导致的食量不多、气虚痰多、腹胀便溏等。

2 茯苓丸

燥湿行气，软坚化痰。用于两臂酸痛或抽挛，或两手麻木，或四肢浮肿等。

5 二陈丸

燥湿化痰，理气和胃。用于咳嗽痰多、胸脘胀闷、恶心呕吐等。

3 参苓白术丸

健脾、益气。用于体倦乏力、食少便溏等。

六

气血亏虚型颈椎病调理 20 招

益气补血，养护颈椎

气血亏虚型颈椎病有哪些表现

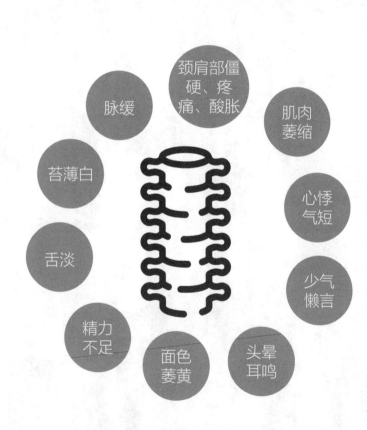

脉缓

颈肩部僵硬、疼痛、酸胀

肌肉萎缩

苔薄白

心悸气短

舌淡

少气懒言

精力不足

面色萎黄

头晕耳鸣

气血亏虚型颈椎病调理:4大常用穴位

对症按摩调理方

取穴原理	颈夹脊穴是督脉和足太阳膀胱经经气重叠覆盖之处，能调节阴阳，主治头面部疾病及颈项部疾病。
功效主治	舒筋健骨，通经络。主治肩颈酸痛、头晕头痛、乏力等。
穴名解读	颈夹脊穴与华佗夹脊穴相似，因位于颈部，故名"颈夹脊"。

按揉颈夹脊穴

操作方法

用食指指腹按揉颈夹脊穴3~5分钟，以有酸胀感为度。

定位

本穴位于颈部正中线两侧，第1～7颈椎棘突下缘旁开0.5寸处，每侧7穴。

颈夹脊

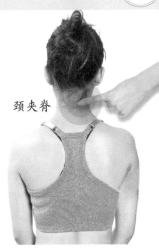

拿按天柱穴

取穴原理	天柱穴是膀胱经气所发之穴，穴内气血作用于人的头颈部，是脑部血管和神经通路的关卡，可有效消除后脑痛、肩膀痛、身体疲劳等症状，并能使眼睛爽朗明亮。
功效主治	通络止痛，醒脑明目。主治脖颈僵硬、疲乏困倦、头晕头痛、肩背疼痛等。
穴名解读	"天"，一指穴内物质为天部阳气，二指穴内气血作用于人的头颈天部；"柱"，支柱，意指穴内气血饱满坚实。膀胱经的气血在该穴为坚实饱满之状，颈项受其气可承受头部重量，如头之支柱一般，故名"天柱"。

操作方法

用拇指及食、中、无名指拿按天柱穴 3~5 分钟，以有酸胀感为度。

定位

本穴在颈后区，横平第 2 颈椎棘突上际，斜方肌外缘凹陷中。

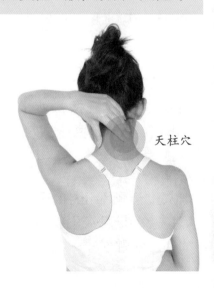

天柱穴

取穴原理	关元穴为任脉上的重要穴位之一，是人体元阴、元阳的蓄积之处，具有强身健体的作用。
功效主治	培元固本，补益下焦。主治神经衰弱、失眠、精力减退、月经不调等。
穴名解读	"关"，关卡；"元"，元气。关元穴就像人体的一个阀门，在下腹部，属任脉，又为小肠募穴，为人体元阴、元阳关藏之处，故名"关元"。

按揉关元穴

操作方法

用拇指指腹按揉关元穴
3~5 分钟。

定位

本穴位于下腹部，脐下 3
寸，人体前正中线上。

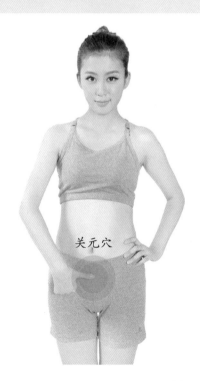

关元穴

<table>
<tr><td rowspan="3">按揉血海穴</td><td>取穴原理</td><td>血海穴是脾经上的重要腧穴之一，该穴不仅能祛瘀血，还能促生新血，具有化血为气、运化脾血的作用。</td></tr>
<tr><td>功效主治</td><td>活血化瘀，调经统血。主治腰膝酸软、月经不调、痛经等。</td></tr>
<tr><td>穴名解读</td><td>"血"，脾血；"海"，大之意。脾经所生之血在该穴聚集，气血物质充斥的范围巨大如海，故名"血海"。</td></tr>
</table>

操作方法

用食指指腹按揉血海穴
3~5 分钟，以有酸胀感
为度。

定位

本穴在大腿内侧，膝盖
内侧上角上方约三指处，
按压时有疼痛感。

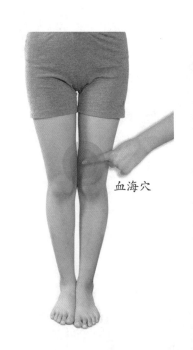

血海穴

气血亏虚型颈椎病调理：4种家常食物

胡萝卜

性味归经： 性平（生者偏凉），味甘；归肺、脾、肝经。

功能： 健脾和中，养肝明目。用于气血不足等。

用法： 凉拌、炒食。

禁忌： 育龄妇女及皮肤黄染者不宜摄入过多。

桃子

性味归经： 性温，味甘、酸；归肝、大肠经。

功能： 活血消积，益气血，润肤色。用于虚劳喘咳、颈项不适等。

用法： 生食、榨汁。

禁忌： 糖尿病患者不宜多食。

猪蹄

性味归经： 性平，味甘、咸；归胃经。

功能： 补气血，润肌肤。用于气血不足等。

用法： 炖卤、红烧、煲汤。

禁忌： 动脉硬化、高血压、肝病患者及肥胖者不宜多食。

牛肉

性味归经： 性平，味甘；归脾、胃经。

功能： 补脾胃，益气血，强筋骨。用于虚劳羸瘦、颈项不适、腰膝酸软等。

用法： 炒食、煎卤。

气血亏虚型颈椎病调理:4 种常用中药

黄芪

性味归经: 性微温，味甘；归脾、肺经。

功效主治: 补气升阳，益卫固表，利水消肿。用于脾气虚之痹痛麻木等。

用法: 9~30 克，煎服。

禁忌: 表实邪盛、内有积滞、阴虚阳亢、疮疡初起或溃后热毒尚盛者均不宜用。

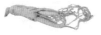

人参

性味归经: 性微温，味甘、微苦；归脾、肺、心、肾经。

功效主治: 大补元气，复脉固脱。用于诸虚所致之肢冷脉微、久病虚羸等。

用法: 3~5 克，煎服。

禁忌: 火郁内实者慎用。不宜与藜芦、五灵脂同用。

当归

性味归经: 性温，味甘、辛；归肝、心、脾经。

功效主治: 补血，活血，止痛。用于血虚所致之风湿痹痛等。

用法: 6~12 克，煎服。

禁忌: 湿盛中满、大便泄泻者不宜服。

熟地黄

性味归经: 性微温，味甘；归肝、肾经。

功效主治: 养血滋阴，补精益髓。用于气血两虚等。

用法: 9~15 克，煎服。或入丸、散、膏剂。

禁忌: 气滞痰多、脘腹胀痛、食少便溏者忌用。

药食同源,益气补血: 3 道精选食疗方

材料: 猪蹄 500 克, 水发黄豆 100 克。

调料: 酱油、料酒各 15 克, 葱末、姜片各 10 克, 盐 5 克, 胡椒粉、植物油各适量。

做法:

1 猪蹄洗净, 切块; 黄豆洗净。

2 锅内倒水煮沸, 放入猪蹄块、料酒煮沸, 捞起。

3 锅内倒油烧热, 爆香姜片, 放入猪蹄块爆炒后盛入砂锅内, 加黄豆、酱油、盐和清水, 大火烧沸后转小火炖 80 分钟, 最后调入葱末、胡椒粉即成。

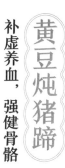

补虚养血, 强健骨骼

黄豆炖猪蹄

┤ 功效 ├

猪蹄有强筋健骨、美容养颜的功效; 黄豆能为人体补充优质蛋白质。二者搭配能补虚益血, 强身健体, 有助于调理气血亏虚型颈椎病。

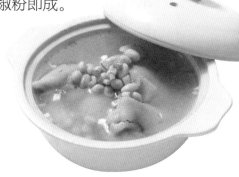

土豆胡萝卜炖牛肉

调理气血，强健筋骨

材料：牛肉250克，土豆、胡萝卜各200克。

调料：料酒、葱段、姜片、酱油各8克，大料1个，山楂2个，香叶2片，盐4克，香菜段5克，植物油适量。

做法：

1 土豆、胡萝卜分别洗净，去皮，切块；牛肉洗净，切小块，放入凉水中用大火煮开，捞出。

2 锅中倒油加热，放入姜片和葱段炒香，放入牛肉块翻炒均匀，加入料酒、酱油、大料、香叶和山楂炒匀，再加入适量水，用大火烧开后转小火煮20分钟。

3 另起锅入油加热，放入土豆块和胡萝卜块翻炒2分钟，将土豆块和胡萝卜块倒入牛肉锅中再炖30分钟，加盐调味，大火收汁，再撒上葱段、香菜段即可。

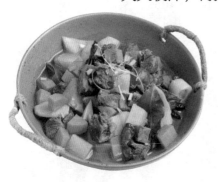

> **功效**
>
> 牛肉补虚暖胃、强壮肌肉；胡萝卜益肝明目，可增强机体免疫力。二者搭配土豆炖食能补气和中、调理气血、强健筋骨。

材料：薏米、大米各50克，山药、黄芪
　　　各30克。

做法：

1 薏米、大米分别洗净，薏米用水浸泡
　4小时；山药洗净，去皮，切丁；黄芪
　洗净。

2 锅置火上，倒入黄芪和清水，中火煮
　沸后转小火熬煮30分钟，去渣取汁。

3 将薏米倒入黄芪汁，大火煮沸，20分
　钟后加入山药丁、大米，转小火熬煮
　至米烂粥稠即可。

黄芪山药薏米粥

补气升阳，益血生津

功效

黄芪补气升阳、生津养血；薏米健脾利湿；山
药健脾补肾。三者搭配大米一起煮食，可强健
身心，补血安神，有效调理气血亏虚型颈椎病。

气血亏虚型颈椎病调理:5 种家用中成药

1 十全大补丸

温补气血。用于气血两虚、四肢不温、颈部寒痛等。

2 生脉饮

调气活血，益气养阴。用于颈部不适，伴反复眩晕、行走不稳、恶心等。

3 正天丸

疏风活血，养血平肝，通络止痛。用于瘀血阻络、血虚失养之颈椎病等。

4 补中益气丸

通络止痛，补益气血。用于肩颈疼痛、目眩、身软乏力等。

5 骨疏康颗粒

补肾益气，活血壮骨。用于肾虚气血不足等。